BEI GRIN MACHT SICH IHR
WISSEN BEZAHLT

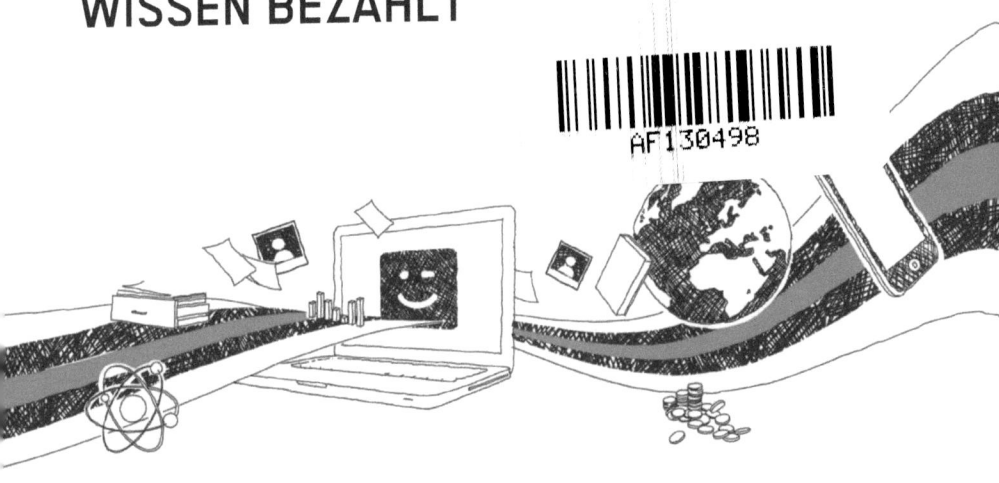

- Wir veröffentlichen Ihre Hausarbeit,
  Bachelor- und Masterarbeit

- Ihr eigenes eBook und Buch -
  weltweit in allen wichtigen Shops

- Verdienen Sie an jedem Verkauf

Jetzt bei www.GRIN.com hochladen
und kostenlos publizieren

GRIN ☺

Gesundheitsorientierte Führung in Unternehmen. Ein Leitfaden für die Implementierung des Gesundheitsfaktors in den Berufsalltag

Nico Koch

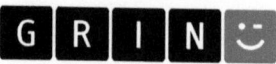

Bibliografische Information der Deutschen Nationalbibliothek:

Die Deutsche Nationalbibliothek verzeichnet diese Publikation in der Deutschen Nationalbibliografie; detaillierte bibliografische Daten sind im Internet über http://dnb.d-nb.de abrufbar.

ISBN: 9783346479563
Dieses Buch ist auch als E-Book erhältlich.

© GRIN Publishing GmbH
Nymphenburger Straße 86
80636 München

Alle Rechte vorbehalten

Druck und Bindung: Books on Demand GmbH, Norderstedt Germany
Gedruckt auf säurefreiem Papier aus verantwortungsvollen Quellen

Das vorliegende Werk wurde sorgfältig erarbeitet. Dennoch übernehmen Autoren und Verlag für die Richtigkeit von Angaben, Hinweisen, Links und Ratschlägen sowie eventuelle Druckfehler keine Haftung.

Das Buch bei GRIN: https://www.grin.com/document/1082702

Gesundheitsorientierte Führung - ein Leitfaden zur Umsetzung

Seminararbeit

für die Prüfung zum
Bachelor of Arts

des Studiengangs BWL-Personalmanagement
an der
Dualen Hochschule Baden-Württemberg Lörrach

Nico Koch

7. August 2020

Abkürzungsverzeichnis

Anl.	Anlage
bspw.	beispielweise
bzgl.	bezüglich
bzw.	beziehungsweise
DAK	Deutschen Angestellten-Krankenkasse
DGPPN	Deutsche Gesellschaft für Psychiatrie und Psychotherapie, Psychosomatik und Nervenheilkunde
et al.	etalli
f.	folgende
ff.	fortfolgende
ggf.	gegebenenfalls
HoL	Health-oriented-Leadership
Hrsg.	Herausgeber
Kap.	Kapitel
KIIGA	kulturelles Feld, intraindividuelles Feld, interindividuelles Feld, gesunde Arbeitsgestaltung
s.	siehe
S.	Seite(n)
u. a.	unter anderen/unter anderem
vgl.	vergleiche
WHO	World Health Organization
z. B.	zum Beispiel

Abbildungsverzeichnis

Anlagenverzeichnis

Inhaltsverzeichnis

1 Einleitung

1.1 Ausgangssituation

„Die Zahl der Arbeitsausfälle wegen psychischer Krankheiten hat sich von 1997 bis 2017 mehr als verdreifacht."[1] Dies publizierte die ZEIT ONLINE in einem Artikel auf Basis des „Psychoreport 2019" der Deutschen Angestellten-Krankenkasse (DAK). Laut der Krankenkassenstudie wurde 2017 bzgl. der Krankschreibungen für psychische Leiden ein neuer Höchststand erreicht.[2] Im Durchschnitt wurde 2017 jeder Arbeitnehmer aufgrund psychischer Belastungen für 2,5 Tage krankgeschrieben (s. Anlage (Anl.) 1). 1997 lag dieser Wert bei 0,8 Tagen je Arbeitnehmer. Ein Lichtblick des stetigen Anstiegs ist die Entwicklung im Jahr 2018. In dem Jahr gingen die Krankschreibungen aufgrund psychischer Belastungen auf 2,36 Fehltage je Arbeitnehmer zurück. Storm, DAK-Vorstandschef, verbindet die positive Entwicklung mit dem offenen Umgang von psychischen Erkrankungen in der Gesellschaft.[3] Diese Ansicht teilt ebenfalls die Deutsche Gesellschaft für Psychiatrie und Psychotherapie, Psychosomatik und Nervenheilkunde (DGPPN).

Die Gründe für den stetigen Anstieg der psychischen Leiden im Arbeitsalltag sind vielfältig. „Sie reichen von hohem Zeitdruck sowie einer zunehmenden Arbeitsverdichtung über unklare Strukturen bzw. Aufgabenverteilungen bis hin zu Konkurrenz und Mobbing unter Kollegen."[4]

1.2 Problemstellung

Die in der Ausgangssituation beschriebene Entwicklung von psychischen Erkrankungen ist nicht ausschließlich ein Problem der Gesellschaft oder der Krankenkassen. „Auf betrieblicher Ebene bedeutet Krankheit von Mitarbeitern u. a. auch ein Kostenproblem. Neben der krankheitsbedingten Abwesenheit von Beschäftigten führt „Präsentismus" - Arbeitnehmer, die krank sind und trotzdem zur Arbeit kommen - zu einer Belastung der betrieblichen Abläufe. [...] Die ökonomischen

---

[1] ZEIT ONLINE (2019).
[2] Vgl. im Folgenden DAK (2019a).
[3] Vgl. im Folgenden ZEIT ONLINE (2019).
[4] Ambros, M. (2020).

Auswirkungen von Präsentismus für ein Unternehmen sind höher einzuschätzen als die Verluste durch den offiziellen Krankenstand."[5] Die in der Ausgangssituation dargestellten Gründe, „die Veränderung der Arbeitswelt durch Technisierung, Globalisierung, Flexibilisierung und die damit verbundene Verdichtung und Schnelligkeit von Arbeitsabläufen haben eine Auswirkung auf die Beanspruchung von Mitarbeitern und Führungskräften"[6]. Infolgedessen führt die damit verbundene mentale und emotionale Beanspruchung zu einem Anstieg der psychischen Erkrankungen (vgl. Kapitel (Kap.) 1.1).[7]

1.3 Zielsetzung

In der Fachliteratur gibt es einige Studien, die empirisch belegen, dass ein deutlicher Zusammenhang zwischen Führung und Gesundheit besteht.[8] Diese Studien stützen folgende These: „Führungskräfte nehmen ihren Krankenstand mit".[9] Im Rahmen der betrieblichen Gesundheitsförderung nehmen Führungskräfte somit eine zentrale Rolle ein.[10] Der Fokus der Seminararbeit liegt auf der gesundheitsorientierten Führung im betrieblichen Kontext.

Das Ziel dieser Arbeit ist es, auf der Basis der aktuellen Forschungslage ein Leitfaden zur Umsetzung der gesundheitsorientierten Führung in Unternehmen zu entwickeln. Der Leitfaden soll Führungskräfte dabei unterstützen, den Gesundheitsfaktor im Berufsalltag zu berücksichtigen und zu implementieren.

1.4 Aufbau der Arbeit

Kapitel 2.1 der Seminararbeit befasst sich mit den theoretischen Grundlagen zu den Aspekten der Gesundheit, Führung und der gesundheitsorientierten Führung. Im darauffolgenden Kapitel werden die wissenschaftlich fundierten Wirkfaktoren der gesundheitsorientierten Führung anhand des KIIGA-Modells darge-

---

[5] Berger, P. (2018), S. 322.
[6] Struhs-Wehr, K. (2017), S. 61.
[7] Vgl. Struhs-Wehr, K. (2017), S. 61.
[8] Vgl. Nieder, P. (2000); GEVA-Institut (1997); Hollmann, D./Bertelsmann Stiftung (2010).
[9] Matyssek, A. K. (2020).
[10] Vgl. Struhs-Wehr, K. (2017), S. 61.0

stellt. Im dritten Kapitel wird ein Leitfaden zur Umsetzung der gesundheitsorientierten Führung entwickelt. Das vierte Kapitel beinhaltet ein abschließendes Fazit der Seminararbeit sowie ein Ausblick über künftige Entwicklungen.

2 Theoretische Grundlagen

2.1 Definitionen im Kontext der gesundheitsorientierten Führung

2.1.1 Gesundheit

In der Fachliteratur gibt es eine Vielzahl an Definitionen zu der Thematik der Gesundheit.[11] Bereits im Jahre 1946 beschäftigte sich die Weltgesundheits-Organisation (WHO) mit der Frage, was Gesundheit eigentlich ist. Bis heute ist die damals aufgestellte Definition die populärste ihrer Art: „Health is a state of complete physical, mental and social wellbeing and not merely the absence of disease or infirmity"[12] (Gesundheit ist der Zustand des vollständigen körperlichen, geistigen und sozialen Wohlbefindens und nicht allein das Fehlen von Krankheit und Gebrechen). Die Begriffserläuterung zeigt, dass ein Individuum, das keine körperliche Krankheit aufweist, nicht automatisch als gesund bezeichnet werden kann.[13] Dies wurde bereits in der Ausgangssituation mittels der Entwicklung der psychischen Krankheiten im beruflichen Arbeitsumfeld thematisiert (s. Kap. 1.1).

Der Gesundheitsbegriff wird in der Literatur nicht als Zustand dargestellt, sondern als ein Prozess.[14] „Mit dem Wissen um die am Gesundheitsprozess beteiligten Faktoren können Rückschlüsse darauf gezogen werden, wie Gesundheit proaktiv gefördert und gestärkt werden kann."[15] Die Wissenschaft, die sich mit dieser Thematik auseinandersetzt, wird in der Fachliteratur Salutogenese genannt (lateinisch „Salus" = Gesundheit, Heil, Glück).[16]

Abbildung 1 zeigt das Ausmaß von Gesundheit, welches von äußeren und individuellen Einflussfaktoren bestimmt wird. Ebenfalls umfasst die Gesundheit vier

---

[11] Vgl. Erdrich, K. (2020).
[12] WHO Europa (2016).
[13] Vgl. Struhs-Wehr, K. (2017), S. 7.
[14] Vgl. Halbe-Haenschke, B./Reck-Hog, U. (2017), S. 18.
[15] Struhs-Wehr, K. (2017), S. 7.
[16] Vgl. Struhs-Wehr, K. (2017), S. 7.

wesentliche Aspekte.[17] Die körperliche, soziale, existenzielle und psychische Gesundheit nimmt Einfluss auf die Leistungskraft, das Wohlbefinden und die Lebensfreude der Individuen. Im Fokus der Seminararbeit steht der Faktor „Arbeit", welcher in der Abbildung durch den roten Rahmen besonders hervorgehoben ist. In der Zielsetzung der Arbeit wurde bereits angedeutet, dass Führungskräfte mittels deren Führungsphilosophie Einfluss auf die Gesundheit der Mitarbeiter nehmen können.

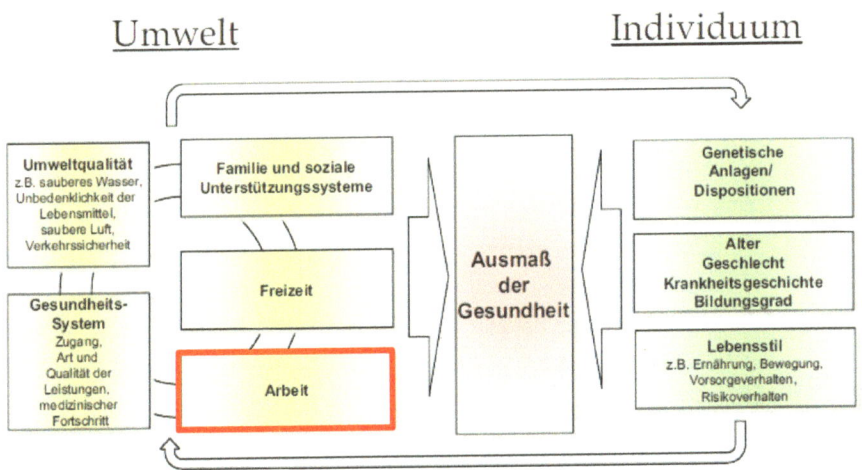

2.1.2 Führung

„Führung ist ein vielschichtiges Phänomen, das in alltäglichen und beruflichen Situationen zu beobachten ist."[18] Im Rahmen dieser Arbeit wird lediglich der berufliche Kontext von Führung betrachtet. Auch der zweite Leitbegriff der Seminararbeit findet in der Fachliteratur keine einheitliche Definition.[19] In der Betriebswirtschaftslehre beinhaltet Führung zwei Betrachtungsschwerpunkte.[20] Die beiden Schwerpunkte sind eng miteinander verbunden, sollten jedoch klar voneinander differenziert werden (s. Anl. 2).

---

[17] Vgl. im Folgenden Ulich, E./Wülser, M. (2015), S. 39.
[18] Schirmer, U./Woydt, S. (2016), S. 1.
[19] Vgl. Hahnzog, S. (2015), S. 7.
[20] Vgl. im Folgenden Schirmer, U./Woydt, S. (2016), S. 1.

4

Der erste Betrachtungsschwerpunkt ist die Unternehmensführung bzw. die strukturelle Führung.[21] Diese Führung umfasst die zielorientierte Planung, Strukturierung und Kontrolle von Organisationen.[22] Hierbei wird Führung in zwei Perspektiven gegliedert: institutionelle und funktionale Perspektive.[23] Die institutionelle Perspektive umfasst die Führungsstruktur bzw. das Management in einem Unternehmen.

Die funktionale Perspektive beinhaltet sämtliche, notwendige Handlungen, welche von der Leitung der Organisation erbracht werden.

Der zweite Schwerpunkt in der Betriebswirtschaftslehre impliziert die Mitarbeiterführung bzw. die personale Führung.[24] „Mitarbeiterführung, ist ein dynamischer, wechselseitiger und ethisch legitimierter Einflussprozess, um das Verhalten eines oder mehrerer Mitarbeiter in einer interaktionalen Beziehung auf die Einhaltung bzw. Erreichung bestimmter Werte und Ziele der Organisation hin auszurichten."[25] Hierbei tritt die Führungskraft als Vorgesetzter sowie als Interaktionspartner auf.[26] Die Aufgabe der Führungskraft umfasst die Forderung und Förderung der Leistung der Mitarbeiter. Zusammengefasst sollten Unternehmensführung und die Mitarbeiterführung aufeinander abgestimmt und konsistent sein.

2.1.3 Gesundheitsorientierte Führung

In diesem Kapitel werden die beiden Leitbegriffe (Gesundheit und Führung) miteinander verbunden und die gesundheitsorientierte Führung vorgestellt. Gesundheitsorientierte Führung beinhaltet mehr als nur die Förderung der Gesundheit.[27] Die transaktionale und transformationale Führung besitzen eine Vielzahl an Gemeinsamkeiten mit der gesundheitsorientierten Führung. „Mit nahezu identischen Wirkfaktoren beabsichtigen erstere die Steigerung des Unternehmenserfolgs, während letztere die Stärkung der Gesundheit in den Blick nimmt. Doch in genau diesem Unterschied liegt bei jenen erfolgsorientierten Führungsstilen die Gefahr von Verausgabung, während der gesundheitsorientierte Führungsstil proaktiv die

---

[21] Vgl. Berger P. (2018), S. 78f.
[22] Vgl. Steinmann, H./Schreyögg, G./Koch, J. (2013), S. 6ff.
[23] Vgl. im Folgenden Schirmer, U./Woydt, S. (2016), S. 1.
[24] Vgl. Berger P. (2018), S. 78f.
[25] Schirmer, U./Woydt, S. (2016), S. 2.
[26] Vgl. im Folgenden Berger P. (2018), S. 78f.
[27] Vgl. im Folgenden Wehr, P. (2020).

Gesundheit stärkt. Demnach fördern beide Sichtweisen vereint, sowohl die Gesundheit als auch den Unternehmenserfolg."[28] „Studien und Führungskonzepte zum Zusammenhang von Führung und Gesundheit sind meist zu allgemein gehalten, unspezifisch oder nicht vollständig erarbeitet."[29] Diese Lücke identifizierten Franke und Felfe und entwickelten infolgedessen das „Health-oriented-Leadership" (HoL).[30] Das HoL ist ein Konzept zur gesundheitsorientierten Führung und wird unterteilt in drei zentrale Einflussmöglichkeiten: Direkte Kommunikation und Interaktion zwischen Führungskraft und Mitarbeiter, Gestaltung der Arbeit und des Arbeitsumfeldes und die Vorbildfunktion der Führungskraft, welche die Mitarbeiter zu dem Gesundheitshandeln motiviert (s. Anl. 3).[31]

2.2 KIIGA-Modell

„Die Zusammenschau der in der Literatur beschriebenen wissenschaftlichen Studienlage erlaubt die Darstellung aller wesentlichen Faktoren für gesundheitsorientierte Führung in einem 4-Felder-Modell, dem KIIGA-Modell."[32] Das Modell besteht aus folgenden vier Feldern: Kulturelles Feld, intraindividuelles Feld, interindividuelles Feld und das Feld der gesunden Arbeitsgestaltung (s. Anl. 4). Das kulturelle Feld befasst sich mit dem Thema, dass die gesundheitsorientierte Führung in einen kulturellen Kontext eingebettet werden muss, bspw. in einem Führungsleitbild.[33] Weitere Interventionsfelder dieses Feldes sind ein deskriptives Modell der Unternehmenskultur nach Schein (s. Anl. 5) und die Berücksichtigung, dass Führungskräfte die Kultur ins Unternehmen tragen. Das intraindividuelle Feld beinhaltet die Aspekte der gesundheitsorientierten Selbstführung. Der wesentliche Aspekt ist die Selbstverantwortung der Führungskraft, welche sich aus drei Faktoren zusammensetzt: Selbstmanagement, Selbststeuerung und Selbstfürsorge. Gepaart wird die Selbstverantwortung mit dem Gesundheitswissen und -kompetenz der Führungskraft (s. Anl. 6). Das interindividuelle Feld setzt sich mit der gesundheitsförderlichen Mitarbeiterführung auseinander. Hierbei wird die Vorbildfunktion der Führungskraft, Wertschätzung als grundlegende Haltung der

---

[28] Wehr, P. (2020).
[29] Franke, F./Felfe, J. (2011), S. 5.
[30] Vgl. im Folgenden Forster, C./Laemmert, P./Tittlbach, S. (2018), S. 370.
[31] Vgl. Franke, F./Felfe, J. (2011), S. 4.
[32] Struhs-Wehr, K. (2017), S. 62.
[33] Vgl. im Folgenden Struhs-Wehr, K. (2017), S. 62ff.

Führungskraft, die soziale Ressource „Soziale Unterstützung" und der passende Führungsstil thematisiert. Das Feld der gesunden Arbeitsgestaltung beinhaltet motivierende Arbeitsaufgaben und eine motivierende Arbeitsorganisation.[34] Diese fördern die Entwicklung von Gesundheitsressourcen und regen die Selbstentwicklung der Mitarbeiter an.

3 Leitfaden für die gesundheitsorientierte Führung

3.1 Das kulturelle Feld

Der Leitfaden der gesundheitsorientierten Führung orientiert sich an dem KIIGA-Modell (s. Kap. 2.2). Das Fundament für die Entwicklung des Leitfadens ist das kulturelle Feld. In diesem Kapitel wird dargelegt, wie die gesundheitsorientierte Führung in das kulturelle Feld einer Organisation eingebettet werden kann. Zuvor muss erläutert werden wie sich eine Unternehmenskultur entwickelt. Diese „entsteht über einen langen Prozess [...] mit gewachsenen Wertvorstellungen, Normen und Überzeugungen, die sich im Verhalten der Organisationsmitglieder, im Erscheinungsbild der Organisation und in der Unternehmenskommunikation widerspiegeln"[35] (s. Anl. 7). Für die Entwicklung einer gesundheitsorientierten Führungskultur wird das Modell nach Schein als Basis gewählt.[36] Hierbei ist zu beachten, dass sich der Gesundheitsaspekt in allen drei Feldern wiederfindet. Auf der Ebene der Artefakte wird es neue Strukturen geben. Es werden bspw. ein Gesundheitszirkel gegründet, das Thema gesundheitsorientierte Führung wird in die Arbeitsprozesse integriert und Führungskräfte erhalten im Gesundheitsbereich Coaching-Angebote. Auf der Ebene der propagierten Werte wird die gesundheitsorientierte Führung in das Leitbild und die Strategie implementiert und richtet diese neu aus. In diesem Kontext kann ein Führungsleitbild entwickelt werden, bei dem der Fokus auf dem Gesundheitsaspekt liegt (s. Anl. 8). Dies ist für die Organisation essentiell, da die Führungskräfte die gesundheitsorientierte Kultur in das Unternehmen tragen und prägen. Sie agieren somit als Vorbilder für die Mitarbeiter. Die Ebene der Grundannahmen entwickelt sich über einen langen Zeitraum. Die gesundheitsbezogenen Werte müssen sich langsam entwickeln

---

[34] Vgl. im Folgenden Wehr, P. (2020).
[35] Struhs-Wehr, K. (2017), S. 63.
[36] Vgl. im Folgenden Struhs-Wehr, K. (2017), S. 66.

und bei den Organisationsmitgliedern sowie im Arbeitsalltag etablieren. Nach und nach bieten die unausgesprochenen Annahmen eine gute Orientierung für aktuelle und neue Mitglieder des Unternehmens.

3.2 Das intraindividuelle Feld

Das intraindividuelle Feld befasst sich mit der gesundheitsorientierten Selbstführung der Führungskraft. Der Leitsatz dieses Kapitels ist „nur, wer sich selbst gesund führt, kann andere gesund führen"[37]. Es ist für die gesundheitsförderliche Selbst- und Mitarbeiterführung sinnvoll, wenn das innere Leitbild der Führungskraft mit dem aufgestellten Unternehmensleitbild übereinstimmt.[38] Infolgedessen muss diese das innere Leitbild, also die eigenen gesundheitsbezogenen Werte, mit dem aufgestellten Werten im Unternehmensleitbild abgleichen. Der Entscheidungsträger wird hierbei dazu angeregt, dessen eigene Werte und Selbstverantwortung zu reflektieren und ggf. anzupassen. Die Selbststeuerung geht mit der Selbstverantwortung einher und sogar einen Schritt weiter. Die Selbststeuerung verfolgt das Ziel, dass die Erwartungen und Anforderungen aus der sozialen Umwelt (Arbeits- und privates Umfeld) in Einklang mit den eigenen Bedürfnissen, Werten und Zielen gebracht werden.[39] Methoden, welche die Selbststeuerung verbessern sind u. a. Selbstwahrnehmung, Selbstreflektion, Fremdwahrnehmung durch Feedback, Coaching und selbsterfahrungsorientierte Seminare.[40] Ein weiterer Interventionspunkt ist das Selbstmanagement. Es beinhaltet die Anwendung von Methoden zur Stressreduktion bei gleichzeitiger Effizienzsteigerung der Leistung. Selbstmanagementmethoden werden in kurzfristige (z. B. spontane Entspannung, positive Selbstgespräche und Abreaktion) und langfristige (z. B. Entspannungsmethoden, Zeitmanagementmethoden und Zielmanagement) Stressbewältigung differenziert. Des Weiteren ist die Selbstfürsorge der Führungskraft zu beachten. Die Selbstfürsorge beschäftigt sich mit der Wahrnehmung und Verfolgung der eigenen Bedürfnisse und sorgt dafür, dass sich diese regelmäßig wieder in einer guten Balance befinden. Die Führungskraft soll die

---

[37] Struhs-Wehr, K. (2017), S. 69.
[38] Vgl. im Folgenden Struhs-Wehr, K. (2017), S. 69ff.
[39] Vgl. Kuhl, J. (2001).
[40] Vgl. im Folgenden Struhs-Wehr, K. (2017), S. 75ff.

eigene Selbstfürsorge reflektieren. Schwerpunkte der Reflexion sind u. a. körperliche Bedürfnisse, Bindungsbedürfnis, Selbstwert und Kontrolle. Der letzte Ansatz des Kapitels sind die persönlichen Gesundheitsressourcen. Diese können durch Selbstentwicklung und gesundheitsförderliche Führung entwickelt werden.

3.3 Das interindividuelle Feld

Das interindividuelle Feld beschäftigt sich mit der gesundheitsförderlichen Mitarbeiterführung. Hierbei sollte die Führungskraft als gesundheitsförderliches Vorbild agieren, bspw. durch Wert auf eine gute Balance zwischen Arbeit und Privatleben legen und auf gesundheitliche Warnsignale bei sich selbst als auch bei den Mitarbeitern achten.[41] Ebenfalls sollen die Entscheidungsträger den Mitarbeitern Wertschätzung entgegenbringen. Häufig wird in der Literatur in diesem Kontext folgender Satz verwendet: „Halten sie sich vor Augen, wie sie selbst gerne behandelt werden möchten und bemühen sie sich, ihre Mitarbeiter auch so zu behandeln"[42]. Beispiele an denen die Mitarbeiter die Wertschätzung der Führungskraft erkennen können sind u. a. Ehrlichkeit, Vertrauen statt Kontrolle und regelmäßiges Feedback (sowohl positiv als auch kritisches Feedback).[43] Ebenfalls sollte die Führungskraft die soziale Unterstützung zu den Mitarbeitern pflegen. Ein Wirkfaktor ist die Stärkung der Gesundheit. Durch eine hohe soziale Unterstützung können Fehlzeiten und Fluktuation reduziert und die Arbeitszufriedenheit, Lebenszufriedenheit und das Selbstwertgefühl gesteigert werden.

3.4 Das Feld: Gesunde Arbeitsgestaltung

Das Feld der gesunden Arbeitsgestaltung „geht mit der Förderung und Entwicklung der Persönlichkeit der Beschäftigten einher"[44]. Die Führungskraft sollte darauf achten, dass die Mitarbeiter nicht dauerhaft unterfordert (z. B. monotone Aufgaben) oder überfordert (z. B. zu komplexe Aufgaben, hoher Zeitdruck) werden, da diese Szenarien die Mitarbeiter krank machen.[45] Da Motivation, Gesundheit und Arbeitszufriedenheit unmittelbar miteinander verbunden sind, sollte die Führungskraft die Motivation (intrinsisch und extrinsisch) bei den Beschäftigten stets

---

[41] Vgl. im Folgenden Struhs-Wehr, K. (2017), S. 85f.
[42] Struhs-Wehr, K. (2017), S. 87.
[43] Vgl. im Folgenden Struhs-Wehr, K. (2017), S. 87ff.
[44] Struhs-Wehr, K. (2017), S. 97.
[45] Vgl. Ulich, E./Wülser, M. (2012).

aufrechterhalten.[46] Des Weiteren sollte sie die gesundheits- und entwicklungsförderliche Aufgabengestaltung (z. B. Partizipation) und die Gestaltung des Arbeitsumfeldes (z. B. Arbeitsklima, Räumlichkeiten) kontinuierlich revidieren.

---

[46] Vgl. im Folgenden Struhs-Wehr, K. (2017), S. 99ff.

4 Fazit und Ausblick

4.1 Fazit

Die Führungskräfte nehmen im Rahmen der betrieblichen Gesundheitsförderung eine zentrale Rolle ein. Sie tragen die gesundheitsorientierte Kultur in das Unternehmen. Für die Beschäftigten sollen die Führungskräfte ein gesundheitsförderliches Vorbild darstellen. Das sind die Erwartungen und Vorstellungen der Unternehmensführung an die leitenden Angestellten. Dennoch dürfen diese mit der Gesundheitsförderung nicht allein gelassen werden. Für den Erfolg ist hierbei eine organisationale Unterstützung von fundamentaler Bedeutung. Auf der einen Seite muss der Gesundheitsaspekt im Unternehmen kulturell eingebettet werden, bspw. anhand eines Führungsleitbildes. Auf der anderen Seite muss seitens des Unternehmens Unterstützung für die Führungskräfte angeboten werden. Hierzu sind verschiedene Anwendungsmöglichkeiten in Anl. 9 dargestellt. Die gesundheitsorientierte Führung ist ein Erfolgsfaktor, um die Gesundheitsförderung wirksam zu gestalten. Der Leitfaden wurde auf Basis des KIIGA-Modells entwickelt. Zu jedem der vier Felder wurden Handlungsempfehlungen vorgestellt, welche die Implementierung positiv beeinflussen. Jede Führungskraft muss jedoch für sich entscheiden, welche Handlungsempfehlung sie für sich in Anspruch nehmen möchte, um den Gesundheitsaspekt in den Führungsstil zu integrieren.

4.2 Ausblick

Veränderungsprozesse im Bereich der Führung sind häufig von langwieriger Natur.[47] Insbesondere bei der gesundheitsorientierten Führung ist dies der Fall, weil die psychosoziale Gesundheit bei vielen Beschäftigten ein sensibles Thema darstellt. Ebenfalls können sich bei der Einführung der gesundheitsorientierten Führung starke Wiederstände seitens der Führungskräfte ergeben. Aufgrund dessen ist es sinnvoll, die Führungskräfte frühzeitig miteinzubinden, um mögliche Veränderungsbarrieren zu beseitigen. Natürlich ist das Führungsverhalten nur ein Faktor von vielen, welcher den Krankenstand beeinflusst.[48] Dennoch sollte sich jede Führungskraft selbst hinsichtlich der Gesundheitswertigkeit des Führungsverhaltens kontinuierlich reflektieren.

---

[47] Vgl. im Folgenden Rivkin, W. (2019), S. 347.
[48] Vgl. im Folgenden Matyssek, A. K. (2012), S. 196.

Literaturverzeichnis

Ambros, Michael (2020)   https://www.arbeitsschutzgesetz.org/psychische-be-
                         lastung-am-arbeitsplatz/, abgerufen am 31.07.2020.

Berger, Peter (2018)   Praxiswissen Führung: Grundlagen - Reflexion - Hal-
                         tung, Berlin.

DAK (2019a)   https://www.dak.de/dak/bundesthemen/dak-psycho-
                         report-2019-dreimal-mehr-fehltage-als-1997-
                         2125486.html#/, abgerufen am 31.07.2020.

DAK (2019b)   https://www.dak.de/dak/download/190725-dak-
                         psychoreport-pdf-2125500.pdf, abgerufen am
                         31.07.2020.

Erdrich, Ken (2020)   http://gesundheitsmanagement.kenline.de/html/defi-
                         nition_gesundheit_krankheit.htm, abgerufen am
                         31.07.2020.

Forster/Laemmert/Tittlbach (2018)
                         Gesundheitsförderliche Führung: Entwicklung ge-
                         sundheitsförderlicher Führung im Hochschulsetting,
                         in: Pfannstiel, M. A./Mehlich, H. (Hrsg.): BGM - Ein
                         Erfolgsfaktor für Unternehmen: Lösungen, Beispiele,
                         Handlungsanleitungen, Wiesbaden, S. 367-388.

Franke, Franziska/Felfe, Jörg (2011)
                         Diagnose gesundheitsförderlicher Führung: Das In-
                         strument „Health-oriented Leadership", in: Badura, B.
                         et al. (Hrsg.): Fehlzeiten-Repport 2011: Führung und
                         Gesundheit - Zahlen, Daten, Analysen aus allen
                         Branchen der Wirtschaft, Berlin, S. 3-13.

GEVA-Institut (1997)   http://www.welt.de/print-welt/article633660/Klage-
                         ueber-unfaehige-Chefs.html, abgerufen am
                         31.07.2020.

Hahnzog, Simon (2015)   Gesunde Führung: Impulse für den Mittelstand,
                         Wiesbaden.

Halbe-Haenschke, Babette/Reck-Hog, Ursula (2017)
                         Die Erfolgsstrategie für ihr BGM: Methoden und Um-
                         setzung eines effektiven betrieblichen Gesundheits-
                         managements, Wiesbaden.

Hollmann, Detlef/Bertelsmann Stiftung (2010)
    http://www.bertelsmann-stiftung.de/de/presse/pres-
    semitteilungen/pressemitteilung/pid/vorgesetzte-ko-
    ennen-burnout-am-arbeitsplatz-reduzieren/,
    abgerufen am 31.07.2020.

Kuhl, Julius (2001)   Motivation und Persönlichkeit: Interaktionen psychi-
                             scher Systeme, Göttingen.

Matyssek, Anne Katrin (2012)
                             Führung und Gesundheit: Ein praktischer Ratgeber
                             zur Förderung der psychosozialen Gesundheit im
                             Betrieb, 3. Auflage, Norderstedt.

Matyssek, Anne Katrin (2020)
                             https://www.do-care.de/studien-fuehrung-und-ge-
                             sundheit-vw-studie/, abgerufen am 31.07.2020.

Nieder, Peter (2000)   Führung und Gesundheit: Die Rolle des Vorgesetz-
                             ten im Gesundheitsmanagement, in: Branden-
                             burg/Nieder/Susen (Hrsg.): Gesundheitsmanage-
                             ment im Unternehmen: Grundlagen, Konzepte und
                             Evaluation, Weinheim, S. 149-161.

Rivkin, Wladislaw (2019)   Gesundheitsorientierte Führung, in: Gerlmaier,
                             A./Latniak, E. (Hrsg.): Handbuch psycho-soziale Ge-
                             staltung digitaler Produktionsarbeit: Gesundheitsres-
                             sourcen stärken durch organisationale Gestaltungs-
                             kompetenz, Wiesbaden, S. 345-348.

Schirmer, Uwe/Woydt, Sabine (2016)
                             Mitarbeiterführung, 3. Auflage, Berlin/Heidelberg.

Steinmann/Schreyögg/Koch (2013)
                             Management: Grundlagen der Unternehmensfüh-
                             rung: Konzepte - Funktionen - Fallstudien,
                             7. Auflage, Wiesbaden.

Struhs-Wehr, Karin (2017) Betriebliches Gesundheitsmanagement und Füh-
                             rung: Gesundheitsorientierte Führung als Erfolgsfak-
                             tor im BGM, Wiesbaden.

Ulich, Eberhard/Wülser, Marc (2012)
                             Gesundheitsmanagement in Unternehmen: Arbeits-
                             psychologische Perspektiven, 5. Auflage,
                             Wiesbaden.

Ulich, Eberhard/Wülser, Marc (2015)
Gesundheitsmanagement in Unternehmen: Arbeits-
psychologische Perspektiven, 6. Auflage,
Wiesbaden.

Wehr, Peter (2020)   https://www.via-entwicklungsberatung.de/gesund-
heitsorientierte-fuehrung/#:~:text=Doch%20in%20ge-
nau%20diesem%20Unterschied,Gesund-
heit%20als%20auch%20den%20Unternehmenser-
folg., abgerufen am 31.07.2020.

WHO Europa (2016)   https://apps.who.int/gb/bd/PDF/bd47/EN/constitution-
en.pdf, abgerufen am 31.07.2020.

ZEIT ONLINE (2019)   https://www.zeit.de/wirtschaft/2019-07/krankenkas-
sen-studie-psychische-erkrankungen-krankschrei-
bungen-psychoreport-2019, abgerufen am
31.07.2020.

Anlagen

Anlage 1: Psychische Erkrankungen 1997-2018: Anstieg Fehltage und Krankheitsfälle

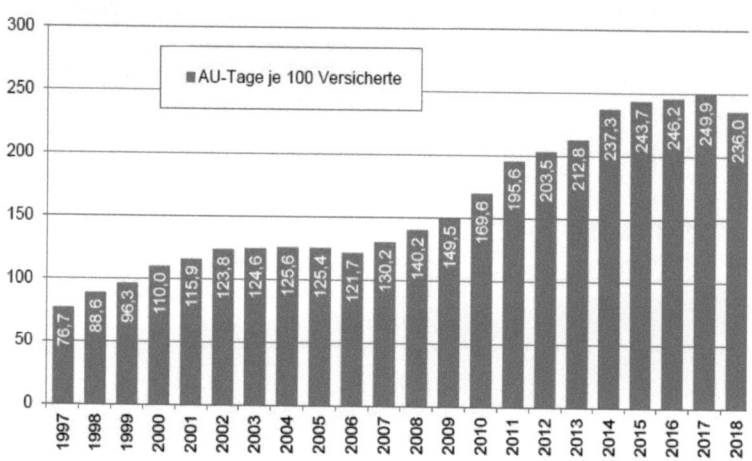

Quelle: DAK (2019b), S. 2.

Anlage 2: Betrachtungsschwerpunkte der Führung

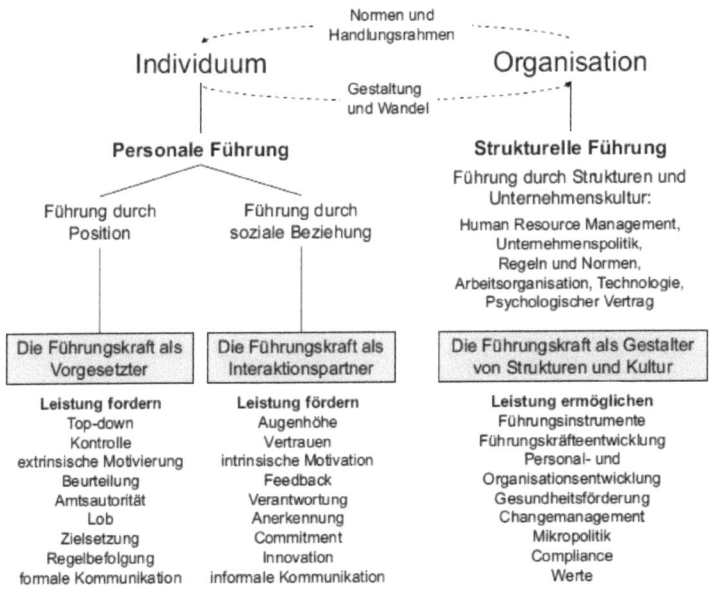

Quelle: Berger, P. (2018), S. 78.

Anlage 3: Zentrale Einflussmöglichkeiten der HoL

1) Durch direkte Kommunikation und Interaktion mit seinen Mitarbeitern kann der Vorgesetzte unmittelbar Einfluss nehmen. Dabei sind Wertschätzung, Anerkennung und soziale Unterstützung besonders bedeutsam für das Wohlbefinden und die Gesundheit der Mitarbeiter.	2) Die direkten Vorgesetzten haben zudem Einfluss auf die Gestaltung der Arbeit und des Arbeitsumfeldes (z. B. Aufgabenverteilung, Arbeitszeitenregelungen, Zielvorgaben). Im Sinne der gesetzlichen Fürsorge-pflicht heißt dies vor allem, gesund-heitsförderliche Arbeitsbedingungen zu schaffen.	3) Die Mitarbeiter werden zu Gesundheitshandeln motiviert und der direkte Vorgesetzte nimmt dabei eine Vorbildfunktion ein. Hierbei ist entscheidend, mit welchem Interesse und Engagement Vorgesetzte ihre Fürsorgepflicht wahrnehmen und wie konsequent sie Maßnahmen des Gesundheitsmanagements in ihrem Bereich umsetzen und „leben".

Quelle: Eigene Darstellung in Anlehnung an: Franke, F./Felfe, J. (2011), S. 4.

Anlage 4: Gesundheitsorientierte Führung: das KIIGA-Modell

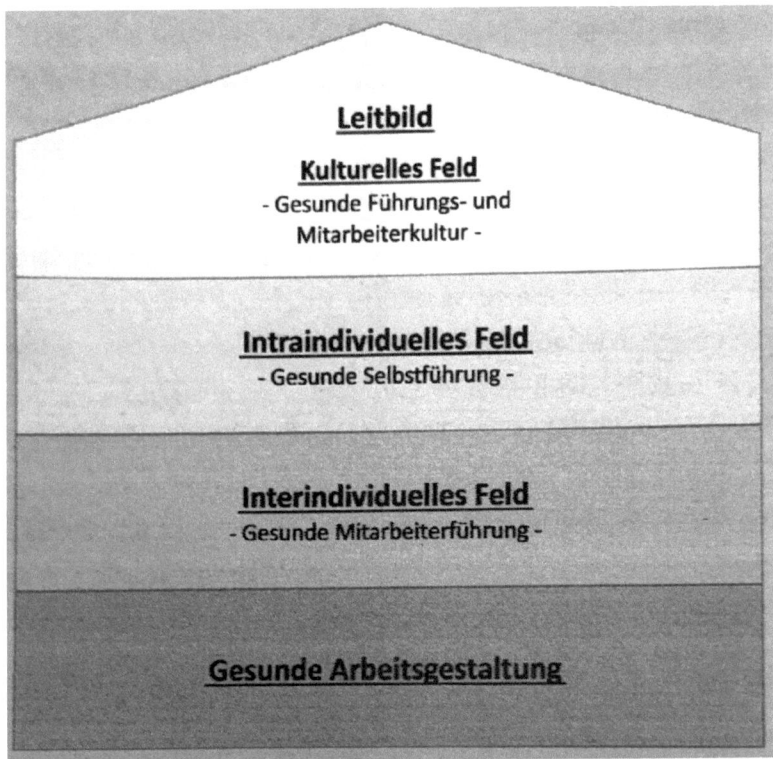

Quelle: Struhs-Wehr, K. (2017), S. 63.

Anlage 5: Die 3 Ebenen der Unternehmenskultur nach Schein

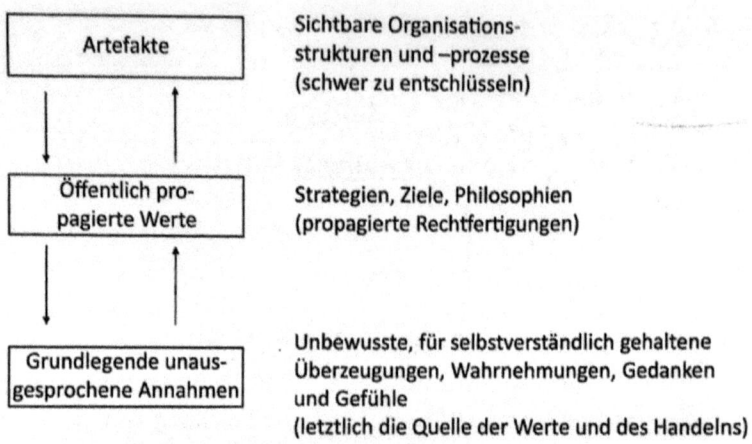

Artefakte	Sichtbare Organisations-strukturen und –prozesse (schwer zu entschlüsseln)
Öffentlich pro-pagierte Werte	Strategien, Ziele, Philosophien (propagierte Rechtfertigungen)
Grundlegende unaus-gesprochene Annahmen	Unbewusste, für selbstverständlich gehaltene Überzeugungen, Wahrnehmungen, Gedanken und Gefühle (letztlich die Quelle der Werte und des Handelns)

Quelle: Struhs-Wehr, K. (2017), S. 64.

Anlage 6: Das intraindividuelle Feld - Gesundheitsorientierte Selbstführung

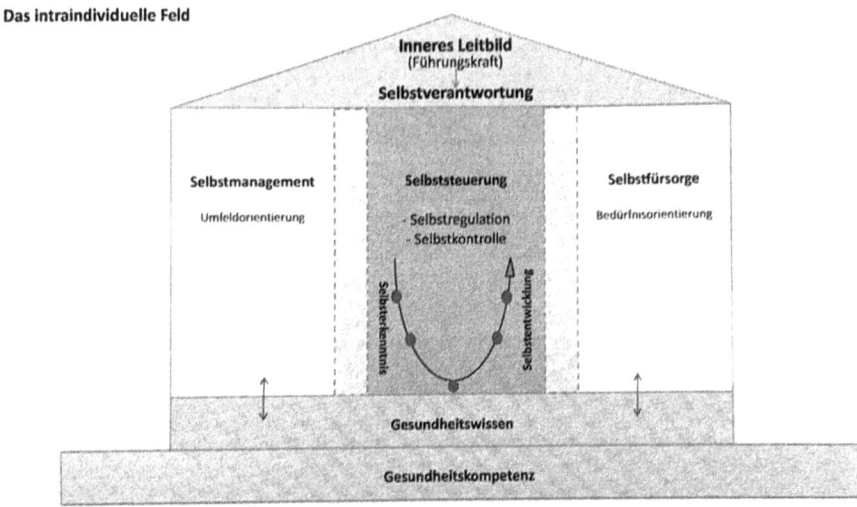

Quelle: Struhs-Wehr, K. (2017), S. 68.

Unternehmenskultur

= Identität des Unternehmens

beginnt mit der

Vision

des Unternehmensgründers bei der Unternehmensgründung

⬇

Unternehmens**philosophie**
Unternehmens**strategie** ⟩ des Gründers

⬇

Gemeinsamer **Sozialisationsprozess**
durch
gemeinsame Tätigkeit mit allen Mitarbeitern

⬇

so entstehen

Werte   Fähigkeiten   Orientierungsmuster
             kognitiven Wissens

⬇   ⬇   ⬇

Mitarbeiterverhalten
Erscheinungsbild der Organisation
Unternehmenskommunikation

Quelle: Struhs-Wehr, K. (2017), S. 64.

Anlage 8: Entwicklung eines Führungsleitfadens

- **Wie nehmen unsere Mitarbeiter/Lieferanten/Kunden uns wahr (Fremdbild)?**
  - Einbezug von Daten aus der Mitarbeiterbefragung zum Thema Führung
  - Interviews, Befragung von Kunden und Lieferanten
- **Wie sah unser bisheriges implizites Führungsleitbild aus?**
  - Welches Menschenbild hat sich in uns etabliert?
  - Wie fühlen wir uns damit?
  - Welche Grundannahmen, Werte, Einstellungen, Normen lagen meinem/unseren bisherigen Führungsstil zugrunde?
  - Wie habe ich meine bisherige Rolle als Führungskraft ausgefüllt?
- **Reflektion der Grundannahmen**
  - Welche inneren Grundannahmen, Werte, Einstellungen, Normen erscheinen uns immer noch als wertvoll, welche möchten wir beibehalten, welche verändern, welche loslassen und welche neu entwickeln?
- **In die Zukunft schauen**
  - Wie wird sich das im Tun, im Handeln ausdrücken?
  - Wie wird sich das in der Gestaltung der Arbeit, im Umgang mit den Mitarbeitern, im Umgang mit uns selbst ausdrücken?
- **Das neue Führungsleitbild formulieren**

Quelle: Struhs-Wehr, K. (2017), S. 67.

Anlage 9: Organisationale Unterstützung der Führungskräfte

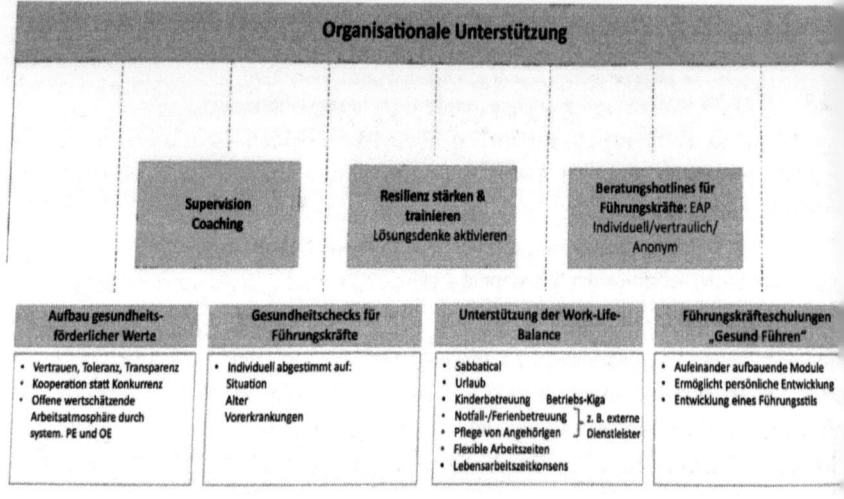

Quelle: Struhs-Wehr, K. (2017), S. 110.

Stichwortverzeichnis

BEI GRIN MACHT SICH IHR
WISSEN BEZAHLT

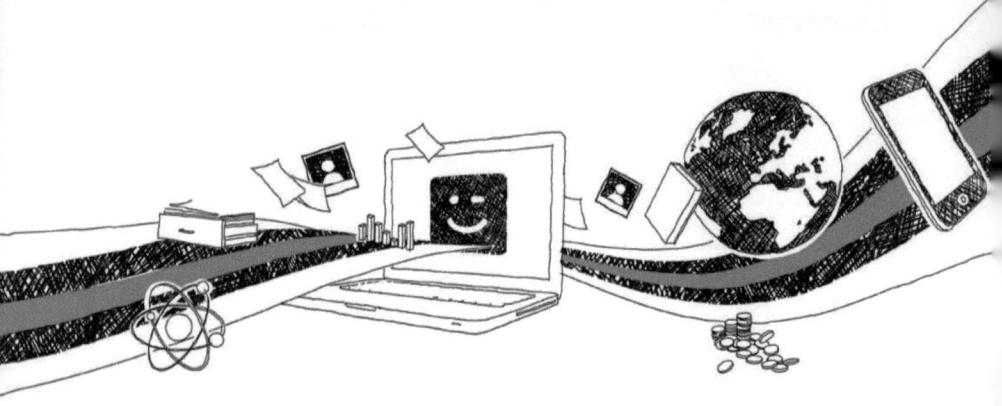

- Wir veröffentlichen Ihre Hausarbeit,
  Bachelor- und Masterarbeit

- Ihr eigenes eBook und Buch -
  weltweit in allen wichtigen Shops

- Verdienen Sie an jedem Verkauf

Jetzt bei www.GRIN.com hochladen
und kostenlos publizieren

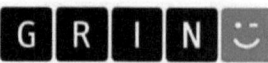